AF385687

DES FIÈVRES

TYPHOIDES, ATAXIQUES, ADYNAMIQUES

AU POINT DE VUE DE LEUR NATURE

ET DE LEUR TRAITEMENT

PAR

LE DOCTEUR DELAINE.

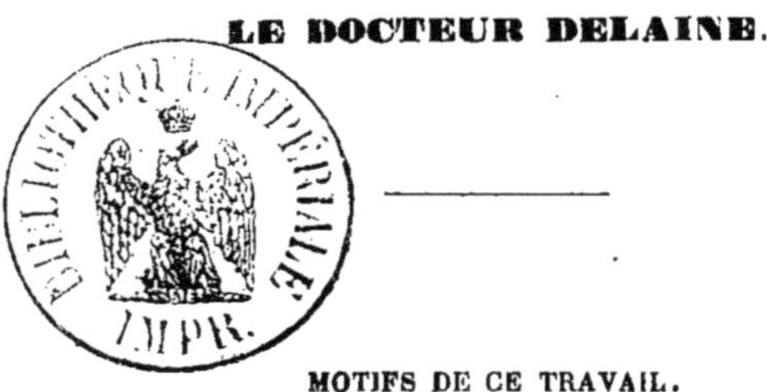

MOTIFS DE CE TRAVAIL.

Toutes les maladies désignées sous les noms de fièvres ty-phoïdes, ataxiques, adynamiques, etc., ont un lien de parenté si frappant, qu'il est difficile au praticien de ne pas les réunir dans une même famille et de ne pas en faire l'objet des mêmes méditations. Elles sont si variables dans leur marche, si sujettes à se transformer les unes dans les autres, qu'il est indispensable, au lit du malade, de les avoir toutes présentes à l'esprit.

C'est pourquoi j'ai senti, il y a plusieurs années déjà, le besoin de résumer mes idées sur ce point de pathologie.

Cette classe d'affections, tant par ses symptômes propres que par ses complications, est tellement susceptible de nous représenter presque tous les désordres dont le corps humain peut être le théâtre, qu'elle mériterait à bon droit le titre de

1856

maladie par excellence. Par le désaccord si mobile de la force vitale, elle offre à la thérapeutique homœopathique un vaste champ d'applications et l'occasion d'épreuves décisives. Eh bien, j'ose l'affirmer, après nombre de succès qui ne se sont pas démentis depuis deux ans, il n'est pas de maladies auxquelles l'homœopathie soit plus appropriée par la fécondité de ses ressources, il n'est pas non plus de luttes d'où elle sorte plus triomphante.

C'est pourquoi je crois de mon devoir de publier aujourd'hui le présent article.

DE LA NATURE DE CES MALADIES.

I. Depuis que les hommes ont porté leur attention sur les maux qui les affligent, ils ont été frappés de l'apparition, à certaines époques, de maladies longues et graves qui viennent tout à coup fondre sur les populations, sans qu'il semble possible d'en assigner les causes, ni d'en déterminer la nature. On n'apprécie bien que leurs effets secondaires. A moins qu'elles ne soient contagieuses, il est impossible de les produire à volonté, et encore, dans ce cas, serait-il plus exact de dire qu'on les réproduit seulement. Les fièvres dites typhoïdes. ataxiques, adynamiques, nerveuses. etc, doivent être, à certains égards, rangées dans cette catégorie.

II. Comme toutes les épidémies spécifiques, ces affections font le désespoir des praticiens, de même qu'elles ont été pour les théoriciens un éternel sujet de dispute. Attaquant le principe même de la vie, elles causent une perturbation générale et des désordres organiques variés, dont les plus frappants sont ceux qui portent sur les téguments, tant intérieurs qu'extérieurs.

III La fièvre typhoïde (j'emploierai désormais cette expression dans son acception générique) se manifeste d'une façon plus variée que toute autre maladie, tant par le peu d'uniformité de ses symptômes que par ses divers degrés d'intensité. Mais. quoi qu'il arrive, à moins d'issue promptement funeste, elle a toujours une certaine durée. Même dans les cas les plus légers,.

plusieurs jours sont nécessaires pour que l'économie en triomphe. C'est comme un temps à passer, disent les gens du monde, c'est comme une phase éventuelle de l'existence, pourraient dire les médecins.

IV. Cette manière de voir paraît d'autant mieux fondée, qu'il est rare que cette maladie atteigne plus d'une fois le même individu dans le cours de sa vie. Il semble que, comme il arrive dans la variole, la modification morbide ait imprimé au système nerveux une nouvelle trempe; que celui-ci se soit fortifié dans la lutte. La récidive n'arrive guère que dans deux circonstances : quand à peine on est entré en convalescence, comme si le principe du mal n'était pas épuisé; ou plusieurs années après la guérison, comme si avec le temps la vertu préservative s'était usée.

V. La fièvre typhoïde n'attaque pas tous les âges avec la même fréquence, bien qu'aucun n'en soit à l'abri. Les adolescents et les adultes y sont plus exposés, et c'est aussi sur eux qu'elle sévit le plus cruellement; les enfants au-dessous de douze ans y sont sujets, et il est rare qu'ils y succombent Quant aux vieillards, on a dit qu'ils étaient soustraits à son influence ; je les y crois moins accessibles, sans penser qu'ils jouissent d'une immunité incontestable; mes doutes reposent sur des observations d'affaissement, de prostration subits, survenus chez des personnes qui ne touchaient pas aux dernières limites de l'existence, et cela pendant le cours d'une épidémie de fièvre typhoïde. Presque toujours la mort en était la conséquence. On eût dit qu'une puissance invisible venait de leur enlever le reste de la dose de vitalité qui leur avait été dévolue. Par une raison inverse s'expliquerait la bénignité fréquente de la maladie chez les jeunes enfants. Néanmoins l'expérience m'oblige à revenir à cet égard sur ma première opinion. Dans les trois ou quatre premières années de la vie, l'affection qui nous occupe porte souvent, quand elle est violente, un coup dont le système nerveux ne se relève pas (1).

(1) Je serais moins absolu aujourd'hui que je possède des ressources que je ne connaissais pas alors.

VI. Est-il possible de pénétrer la nature de cette bizarre et terrible affection? La médecine moderne, qui s'en est flattée, est-elle parvenue à autre chose qu'à la surcharger de dénominations synonymiques plus ou moins ingénieuses? M. Louis déclare avoir constaté la lésion des plaques de Peyer chez tous les individus morts de cette maladie, et il ajoute que, si cette lésion manquait en pareil cas, il affirmerait qu'il y a eu erreur de diagnostic. « Alors, dit-il, on ne doit pas plus admettre l'existence de la fièvre typhoïde que l'on n'admettrait celle d'une pneumonie, si, après l'avoir diagnostiquée, on ne trouvait sur le cadavre aucune trace de l'engorgement inflammatoire du poumon. » Je cite ce raisonnement, parce qu'il a été invoqué par M. Bouillaud à l'appui de la localisation, et opposé à M. Louis comme un argument contre la vague dénomination d'affection qu'il avait adoptée. Mais, en vérité, de part et d'autre, est-ce là de bonne logique? 1° Personne ne nie que la pneumonie soit due à un engorgement inflammatoire du poumon, tandis que la lésion des plaques de Peyer, comme caractère anatomique de la fièvre typhoïde, est précisément le point en litige, et, en le supposant jugé, vous supposez résolu ce qui est en question. C'est là, si je ne me trompe, une pétition de principe. 2° L'étendue de l'engorgement du poumon donne la mesure de la gravité de la pneumonie ; vous convenez vous-mêmes que la lésion des plaques de Peyer, si constante dans vos autopsies, n'est pas toujours en rapport avec la gravité de la fièvre. 3° Qui oserait affirmer que ce signe anatomo-pathologique se produit toujours dans les cas de guérison, et dans certains cas (exceptionnels, je le veux bien), où le malade n'a éprouvé que des symptômes ataxiques, sans coliques, sans gargouillements, sans diarrhée, sans météorisme abdominal? En présence de pareils faits, répond-on, on resterait conséquent, et si l'on ne pouvait, à l'autopsie, constater le caractère anatomique, on avouerait qu'il y a eu erreur de diagnostic. A merveille! Mais alors, enseignez-moi, ô mes maîtres ! à quelle maladie vous avez eu affaire ? A une fièvre ataxique, peut-être? Qu'est-ce donc que la fièvre ataxique; où sont, au lit du malade, les symptômes qui la différencient de la fièvre typhoïde?

Dites-moi franchement s'il est rationnel de regarder comme phénomène pathognomonique une lésion qui, d'après votre aveu, peut ne donner signe de son existence que huit, dix ou même quinze jours après l'invasion? Vous n'admettrez pas, vous êtes trop positifs pour cela, l'existence d'une lésion tant qu'elle ne se manifeste par aucun symptôme, et je ne vous suppose pas assez inconséquents pour lui subordonner des troubles fonctionnels qui lui sont étrangers, quand vous ne trouvez pas ceux qui lui sont propres. Quelle est donc la nature de l'affection typhoïde?

VII. Oui, M. Louis avait raison de lui assigner un nom aussi vague, c'est le seul qui lui convienne; car la fièvre elle-même ne l'accompagne pas toujours pendant toute sa durée. Je crois que l'action morbide, quelle qu'elle soit, qui la constitue, est portée sur le système nerveux, qu'il faut regarder comme le principe de la vie dans l'homme et les animaux, comme le grand moteur de toute la machine, comme la pile électrique dont les émanations mettent en jeu tous les organes. Je crois que cette action morbide tend à la désorganisation de ce système, qu'elle change momentanément les conditions de l'existence; que, par le trouble profond qui en est la suite, elle détruit les rapports normaux des organes entre eux et avec les corps extérieurs, qu'elle nuit à la répartition égale des forces vitales; qu'elle peut causer leur exaltation dans certains points, dans d'autres leur abolition temporaire ou permanente, partielle ou générale (1).

(1) On lit dans l'ouvrage du Père Debreyne, intitulé : *Etude de la mort*, à la page 278 :

« On peut croire qu'elle est (la fièvre typhoïde) le résultat d'un défaut d'innervation ou du moins d'un manque d'influence nerveuse suffisante sur la vie nutritive ou organique. » Pourquoi ne pas dire aussi, et sur la vie animale et intellectuelle?

Il est si vrai que telle est la cause des fièvres typhoïdes, que la plupart de ceux qu'elles atteignent, soit à la suite d'excès quelconques, soit par le fait d'un développement trop rapide, se plaignent longtemps avant l'invasion d'un malaise général et très-pénible. Ils languissent et dépérissent; on dirait que leurs organes sont las de fonctionner. Ces prodromes, quand ils ont une grande intensité, sont de très-mauvais augure, et la maladie qui les suit est d'autant plus grave, qu'ils l'ont devancée davantage. Je ne fais que consigner ici une remarque qui appar

VIII. Voilà pourquoi elle a toujours une certaine durée : voilà pourquoi les enfants chez lesquels l'élan vital a plus de puissance lui résistent plus souvent, pourvu que leur pulpe nerveuse ait acquis une certaine consistance ; voilà pourquoi chez les adultes l'épuisement des forces par les excès de tout genre a tant d'influence sur son développement ; voilà pourquoi la vieillesse, quand elle y est accessible, me paraît y succomber si aisément ; mais ici, l'innervation étant devenue plus obtuse, elle doit être moins sensible aux causes de la maladie. Le principe admis plus haut explique aussi pourquoi les grands foyers de la vie, les portions les plus actives du tube digestif, les plaques de Peyer en un mot, s'enflamment si souvent alors et se consument sur elles-mêmes, si je puis ainsi m'exprimer. La vie semble s'être réfugiée dans les racines de l'économie, mais anomale, irrégulière, destructive. Les troubles de la calorification, son inégale distribution, les aberrations des fonctions cutanées, telles que sueurs abondantes sans soulagement, sécheresse parcheminée de la peau, sudamina, pétéchies, n'ont pas d'autre source. Il faut en dire autant des hémorragies nasales ou autres (1) souvent incoercibles, de la rougeur fugace et alternative des pommettes. On sait que les fortes émotions morales, qui ont pour effet d'ébranler le cerveau, font aussi tour à tour pâlir et rougir le visage. Ai-je besoin de rappeler, comme susceptibles de la même interprétation, tant d'autres symptômes : les névralgies continues ou intermittentes, les accès de fièvre, les redoublements, les spasmes, les convulsions, les paralysies, la dilatation des pupilles, la surdité, les cris férins et l'aphonie, la respiration anxieuse, la constipation opiniâtre, la diarrhée, l'incontinence et la rétention d'urine, la lassitude des membres, etc., etc.

IX. Dans bien des cas, chez les enfants et les adolescents, en l'absence de toute autre cause, le médecin doit voir dans la fièvre typhoïde une exagération de ce qu'on appelle fièvre de

tient aux gens du monde autant qu'aux médecins. Ils nous la fournissent ordinairement d'eux-mêmes comme circonstance commémorative.

(1) Les règles, qui se suppriment souvent dans les autres maladies, ne manquent jamais dans celles-ci ; le fait est remarquable.

croissance. A ces époques climatériques de la vie, la nature est souvent comme écrasée sous sa propre activité. Le système nerveux est doublement fatigué, et par le travail qui s'opère en lui-même, et par une plus grande dépense d'irradiation. Combien d'enfants ont pris un accroissement prodigieux pendant le cours d'une fièvre typhoïde? Pour peu qu'à ces dispositions viennent s'ajouter, même dans une faible proportion, les agents morbides déjà énumérés, faut-il s'étonner des désordres fonctionnels et des dangers qu'ils entraînent? Serait-ce abuser de l'analogie que de comparer, pour rendre ma pensée plus saisissante, l'individu placé dans ces conditions, à ces animaux dont Legallois, dans ses vivisections, mutilait la moelle épinière, de telle sorte que, ne pouvant plus suffire à l'animation de leur corps entier, il fallait en retrancher une étendue proportionnelle, pour leur conserver momentanément un reste de vie artificielle.

X. Poursuivons nos rapprochements. Qui ne connaît les phénomènes inexplicables et variés à l'infini qui accompagnent les maladies du système nerveux? Ces phénomènes ne prouvent-ils pas que ce système tient sous sa dépendance toutes les fonctions, tant celles de la vie organique que celles de la vie de relation? Les personnes étrangères à la médecine savent aujourd'hui que l'épilepsie, et ce qu'on appelle attaques de nerfs, sont des désordres dépendants des centres nerveux ; elles savent que les émotions morales ont des effets semblables; que la nutrition et les sécrétions sont altérées alors presque autant que le mouvement et la sensibilité, et cela non-seulement dans les grands foyers, tels que les intestins, le cœur, le foie, etc., mais encore dans les actions vitales les plus moléculaires, dans l'assimilation et la composition des tissus. Ne voit-on pas tous les jours, chez les personnes en proie à de longs et profonds chagrins, l'amaigrissement survenir, et, comme on dit, les humeurs s'altérer? Si j'osais (et pourquoi n'oserais-je pas?), je soutiendrais que, bien loin de regarder la fièvre typhoïde comme le résultat d'une éruption intestinale, on ne doit même pas, dans les maladies éruptives de la peau, telles que la variole, la rougeole, la scarlatine, prendre ces éruptions pour le caractère essentiel de la maladie; elles en sont le signe distinctif, la manifestation extérieure la plus évidente, et voilà tout; car, durant les quelques jours de malaise qui précèdent, le médecin ne peut pas toujours préciser quelle éruption doit apparaître. — C'est l'effet d'un virus! — Mais d'où vient ce virus chez l'individu le premier atteint, au milieu d'une campagne où depuis plusieurs années aucune épidémie semblable n'est apparue? Et comment arrive-t-il qu'un simple contact, qu'une légère inoculation le produise avec tant d'abondance? Évidemment le principe de la vie a été, dans le premier cas, altéré par une influence insaisissable, et, dans le second, c'est par l'entremise du système nerveux, qu'il vient de modifier, que le virus a exercé ses ravages. Que l'on me comprenne bien : je compare et suis loin d'assimiler la variole à la fièvre typhoïde ; l'éruption pustuleuse a infiniment plus de constance dans la première que l'éruption d'othinentérique dans la seconde, quoiqu'on ne puisse nier ce qu'a observé Sydenham, des indispositions en tout semblables à celles que produit la variole, sans trace de boutons : *Variolæ sine variolis.*

XI. Si la digression précédente a jeté quelque jour sur la question, faut-il s'étonner des variétés de forme que revêt l'affection typhoïde? Les symptômes par lesquels elle débute la rendent quelquefois méconnaissable, si l'existence d'une épidémie ne met pas le médecin sur ses gardes. Mais qu'il l'ait ou non soupçonnée, quel signe pathognomonique viendra justifier ses prévisions et lever tous ses doutes? Il est pénible de l'avouer, ce sera, la plupart du temps, la persistance ou le peu d'amendement du mal, en dépit de la médication la mieux appropriée. La maladie est quelquefois diminuée quant à sa violence, rarement quant à sa durée. Les modifications qu'on attend de l'hygiène ou de la thérapeutique n'ont plus leur action ordinaire sur l'économie. La puissance vitale est tombée d'un degré, les conditions des rapports ne sont plus les mêmes. On pourrait dire qu'alors on vit juste assez pour ne pas se décomposer, à peu près comme, dans l'hiver, les arbres de nos climats.

XII. On a beaucoup parlé de l'intoxication du sang. Les

analyses chimiques n'ont rien ou presque rien découvert dans ce fluide. Qu'est-ce qu'une légère diminution dans le nombre des globules ou dans la quantité de la fibrine? Comment une altération à peine appréciable, surtout au commencement de la maladie, causerait-elle des changements si variés et si nombreux, si durables et si profonds, tandis que dans des cas où le sang est évidemment altéré, dans la chlorose, dans l'ictère, on ne remarque rien de comparable. Je ne nie point la possibilité de la résorption putride; mais peut-on lui attribuer des phénomènes qui lui sont antérieurs ou qui surgissent sans que rien n'ait prouvé son existence?

XIII. Point de masque dont ne puisse se couvrir l'affection typhoïde; mais elle ne tarde pas à se dévoiler. S'agit-il, en apparence, d'une simple courbature, d'une toux nerveuse, d'une douleur rhumatismale, d'une fièvre réglée, d'une névralgie intermittente ou continue; si ces troubles ne sont nullement apaisés par les médications appropriées, craignons, surtout pendant le cours d'une épidémie, d'avoir affaire à une fièvre typhoïde. L'innervation, la vitalité de votre malade, ont été intimement modifiés, elles ne sont déjà plus ce qu'elles devraient être. Néanmoins cette terrible affection a aussi ses signes propres; il n'entre pas dans mon dessein de les exposer, tous les médecins les connaissent. Je dirai seulement que, dans les lieux encombrés, il est presque impossible de distinguer tout d'abord la fièvre typhoïde du typhus nosocomial; mais que partout ailleurs, dans les conditions hygiéniques ordinaires, le typhus ne peut se produire. C'est ce qui différencie essentiellement les deux maladies, et prouve qu'elle ne sont pas de même nature. On parviendrait presque toujours à créer le typhus; on peut souvent en pronostiquer l'invasion. Il n'en est pas ainsi de la fièvre typhoïde (1).

XIV. Elle a plus de liens de parenté avec le choléra, surtout avec le choléra spasmodique, tel que nous l'avons observé en

(1) Les fièvres qu'on appelle typhoïdes et qui n'ont que la forme des typhus sont produites par des causes *internes, individuelles, les chagrins, les peines, les excès de tous genres, les veilles et les travaux excessifs*, et, en outre, elles ne sont point contagieuses comme les typhus. (Debreyne, ouv. cité, p. 295.)

1.

1849. À cette époque, il n'était pas rare de voir les deux maladies se confondre, et cette complication me paraissait inévitable pour deux motifs. Le premier, c'est que toute épidémie est susceptible d'imprimer un cachet particulier qui lui est propre à la plupart des affections survenant pendant qu'elle règne. En second lieu, la maladie typhoïde et le choléra (surtout spasmodique) portent tous deux une action désorganisatrice sur le système nerveux. Leur confusion me semble inévitable. Aussi ai-je observé alors sans étonnement une suppression d'urine pendant une fièvre ataxique.

XV. L'affection qui nous occupe embrasse toute la pathologie comme le système d'organes dont elle émane domine toute l'organisation. Son pronostic est toujours grave et incertain; les cas les plus légers en apparence peuvent devenir funestes et ne sauraient se terminer qu'après plusieurs jours de durée, car ils sont le résultat d'une pression longue et incessante sur l'économie. C'est presque toujours à des excès dans le travail ou les plaisirs qu'il faut la rapporter. Sans nier l'influence de ces agents morbifères inconnus et insaisissables qui engendrent les épidémies, n'est on pas autorisé à attribuer aux conditions physiques et morales dans lesquelles le peuple se trouve placé depuis cinquante ans l'apparition si fréquente, l'espèce d'acclimatement de cette maladie en France? L'attrait des jouissances pour les uns, les exigences du besoin ou de l'ambition pour les autres, ne nous en offrent-ils pas l'explication? Aussi, comme à la suite des secousses purement morales, observe-t-on ici des perturbations générales ou partielles dans la nutrition, des abcès, la chute des productions épidermiques, leur décoloration, etc. Comme signe d'épuisement de l'innervation, je mentionnerai encore les douleurs qui surviennent dans la continuité des membres, douleurs semblables à celles qu'éprouvent les vieillards décrépits. C'est que, malheureusement, pour beaucoup la fièvre typhoïde est une décrépitude anticipée (1).

(1) J'ai vu périr, à l'âge de vingt-sept ans, de la fièvre typhoïde, un jeune homme très-laborieux, qui, après s'être épuisé à des travaux corporels très-

XVI. Au lit du malade, soyons plus que jamais sobres de pronostics. Pour nous-mêmes tenons d'abord compte de l'âge des sujets (§ V), de la forme ataxique ou adynamique, la première, à moins qu'elle ne soit portée à un très-haut degré et qu'il n'y ait des désordres très-grands dans la circulation, est moins défavorable que la seconde. L'inertie est plus voisine de la mort que l'agitation. La persistance de l'adynamie, en l'absence de symptômes intestinaux, m'a toujours paru très-grave. Une respiration anxieuse, saccadée, est de très-mauvais augure (Hipp. pronost. § V). En effet, le malade est irrévocablement perdu, si la paralysie vient à se porter sur les nerfs pneumogastriques. On lit encore au livre du pronostic : « L'air expiré froid par les narines et par la bouche annonce un danger immédiat. » On sait ce que tous les observateurs ont dit des soubresauts de tendons, de la contracture permanente, de la dilatation excessive de la pupille, du météorisme abdominal, de l'extrême fréquence, de l'exiguïté et de l'irrégularité du pouls, de l'apparition des pétéchies, des sudamina, de l'odeur de souris. Tous ces symptômes sont des plus sinistres; ils annoncent que la nutrition, qui est toute la vie, a reçu de mortelles atteintes. Le corps n'est pas encore tombé sous l'empire des lois générales, mais il tient à peine encore à la chimie vivante. Mais quand ces signes manquent; quand les excoriations de la région sacro-lombaire, s'il en existe, tendent à se cicatriser; quand le malade, longtemps pourvu d'une partie de son embonpoint, vient à maigrir sensiblement; quand les urines sont moins rouges et plus épaisses; quand les selles prennent de la consistance, car souvent, malgré leur rareté, malgré même la constipation, l'absorption ne s'exerçant pas, les matières fécales restent liquides, il faut espérer. Les tissus commencent à revivre, bientôt l'éveil sera donné dans tous les ap-

---

assidus, avait tenté de consacrer à son instruction, tout à fait nulle jusque-là, le petit pécule ainsi amassé à grande peine. Il voulait, en quelques mois, se faire recevoir instituteur, et y serait parvenu si ses forces physiques ne l'eussent trahi. Quinze jours avant l'invasion de la fièvre à laquelle il a succombé, il avait été pris tout à coup d'une douleur très-vive dans l'axe cérébro-spinal, douleur que j'ai dû regarder depuis comme un prélude de la désorganisation prochaine.

pareils, et la guérison est très-probable. Une chose digne de remarque, c'est qu'en général la dureté de l'ouïe, la surdité même n'est pas d'un mauvais présage. Mais combien, même dans les cas les plus heureux, la convalescence est délicate! que les rechutes sont faciles et terribles tout à la fois! Combien de fois aussi la guérison ne reste-t-elle pas incomplète, la funeste maladie laissant comme traces indélébiles de son passage des altérations organiques qui ne permettent plus de compter que sur une existence précaire, des infirmités de toutes sortes, des paralysies du mouvement, de la sensibilité générale ou spéciale, la perte de la mémoire, l'aliénation mentale, la démence! Heureux ceux chez qui ces vestiges du mal ne sont que temporaires (1).

XVII. La guérison, quand on l'obtient bien complète, est presque une résurrection; car non-seulement le malade, dans les cas graves, avait perdu pendant plusieurs jours la conscience de son existence, mais, chez lui, les fonctions purement organiques avaient été comme enrayées. Il semble alors renaître avec une nouvelle vigueur, semblable, pour reprendre une comparaison déjà indiquée (§ XI) à nos plantes, quand, au printemps, la chaleur atmosphérique y fait remonter la séve.

CONSÉQUENCES PRATIQUES.

XVIII. Toutes ces considérations seraient bien oiseuses si elles ne devaient nous conduire à la thérapeuthique et nous apprendre à la diriger d'une manière plus rationnelle. Dans ma conviction, l'on ne s'est point occupé d'attaquer le mal dans sa source, ou si on l'a fait, ce n'a été que par hasard. Pour rendre ma pensée plus claire, je crois utile de rapprocher des réflexions précédentes quelques principes de physiologie générale.

a. Le mouvement de composition et de décomposition qui entretient les corps organisés et constitue essentiellement la vie est exécuté primitivement par une vésicule pulpeuse, ho-

___
(1) Même restriction qu'à la note première.

mogène, qui remplit simultanément les principales fonctions (innervation, absorption, exhalation), lesquelles auront plus tard chacune leur organe spécial.

b. Mais ces organes ne seront toujours que le perfectionnement de la trame première et le résultat de l'activité dont elle était douée ; ils sont de même nature, ils tiennent d'elle et comme effet et comme cause, puisqu'ils continuent les fonctions dont ils sont le produit ; ils doivent donc posséder les mêmes propriétés, la même vertu.

c. Parmi eux cependant il est un système qui possède ces propriétés au plus éminent degré, c'est celui dans lequel le principe vital semble s'être concentré, c'est le tissu vivant par excellence qui désormais sera chargé de présider à tout l'organisme, c'est le système nerveux.

d. Si une maladie vient à l'affecter dans sa propriété essentielle et à jeter, par conséquent, le désordre dans toute l'économie, où faudra-t-il rationnellement chercher les moyens d'y remédier ? Dans les grands agents de la nature favorables à la manifestation de la vie, l'électricité, le calorique, puis dans les produits végétaux qui exercent sur l'économie une excitation analogue, soit en éveillant l'innervation, comme font la noix vomique, les aromatiques, soit en tonifiant le tissu cellulaire ou générateur, et en rappelant l'exhalation et l'absorption, comme font le quinquina et surtout les préparations iodées. Nous l'avons dit, ne le perdons pas de vue, le système nerveux représente l'isolement, la spécialisation de la propriété caractéristique du tissu cellulaire ; aussi est-il comme lui excellent conducteur de l'électricité.

e. Toutes réserves faites, quant aux indications qui résultent et de l'intensité du mal et de ses complications et des précautions à prendre pour manier des médicaments énergiques, telle me paraît être la base du traitement des affections typhoïdes (1).

---

(1) Quand j'écrivais ces lignes, en 1850, j'ignorais la loi de l'homœopathie qui, fondée sur la puissance de la réaction, fait appel à la réaction pour obtenir de l'innervation elle-même l'énergie dont elle a besoin, je ne comptais que sur l'effet primitif des médicaments.

XIX. Venons-en aux applications.

1° J'en étais là, je cherchais, non sans hésitation et presque sans espérance de le trouver, un moyen d'électriser l'économie d'une manière lente, continue et insensible, lorsque je lus dans le *Journal de médecine et de chirurgie pratiques*, rédigé par M. Lucas Championnière, art. 3008, qu'un médecin allemand, le docteur Schlesier, avait eu recours à la noix vomique pour combattre la diarrhée dans les fièvres typhoïdes, et que ce médicament modifiait puissamment la marche de la maladie. Cette découverte répondait si bien à mon désir, que je m'empressai de recueillir la formule que voici :

Prenez poudre très-ténue de noix vomique. 0 05
Sucre de lait. . . . . 5 »

M. et F. S. A. une poudre parfaitement homogène qui sera divisée en seize paquets égaux. Faire prendre un de ces paquets toutes les deux heures dans un véhicule quelconque. C'était en 1845. Depuis cette époque, chaque année plusieurs cas de fièvre typhoïde se sont présentés à mon observation ; pour peu qu'ils eussent de gravité, je ne négligeai point la recette du docteur Schlesier, et j'ai toujours remarqué : 1° qu'en général les malades étaient moins abattus et supportaient mieux les diverses phases de leur longue affection ; 2° que la sécrétion salivaire devenait plus abondante et moins visqueuse ; 3° que les constipations étaient moins opiniâtres (je n'ai point observé de modification dans les diarrhées) ; 4° que la tendance aux ténesmes vésicaux et intestinaux était moindre. Une fois entre autres, un malade, qui avait refusé de continuer l'usage de la noix vomique, fut pris d'une rétention d'urine qui rendit le cathétérisme indispensable. Il comprit combien son indocilité lui avait été préjudiciable, et se mit à l'abri de pareils accidents en revenant à ses *petits paquets*. Si l'on veut se rappeler que quelquefois la paralysie porte sur des nerfs très importants, on comprendra pourquoi je place cette prescription en première ligne.

2° Il faudrait pouvoir mettre le malade dans un milieu d'une température égale ou à peu près à celle du corps humain et maintenue invariablement au même degré, le soumettre, en un mot, à une véritable incubation, la tête exceptée. Malgré les ingénieux appareils inventés à cet effet par M. le docteur J. Guyot, je ne crois pas cette médication praticable dans les circonstances ordinaires. Il faut y suppléer par des bains tièdes et les fomentations émollientes. Rien de plus propre à régulariser des mouvements vitaux, que l'agent qui en est le provocateur le plus fécond. « C'est, dit le docteur Guyot, un bon ami qui nous a tirés du néant et qui nous rend les plus importants services pendant notre existence. » Je regarde comme se rattachant au même principe et remplissant indirectement le même objet, quand la chaleur se porte en excès vers la tête, les compresses d'eau froide souvent renouvelées (de cinq en cinq minutes et pendant deux heures) sur le front, ainsi que les sinapismes et les vésicatoires aux jambes et aux cuisses. Ces derniers sont encore précieux dans les violentes congestions abdominales.

5° Le traitement adopté contre le choléra de 1849 a prouvé quel parti avantageux l'on pouvait tirer des huiles essentielles aromatiques dans les cas de prostration extrême. Je crois inutile d'insister sur cette indication. Quant aux préparations iodées, sans oser les donner à l'intérieur pendant le cours de la maladie, je les ai quelquefois employées en frictions sur le ventre, quand le ballonnement me faisait soupçonner des ulcérations et surtout des engorgements mésentériques. C'est tout à la fois un reconstituant et un fondant très-précieux dans ces circonstances. Si, sur la fin de la maladie, ou pendant la convalescence, il survient des abcès ou des engorgements lymphatiques, on tire le plus grand avantage d'une potion continuée pendant plusieurs semaines avec l'*iodure de potassium*, dont on augmente progressivement la dose en en surveillant avec soin les effets. Le *quinquina* et le *sulfate de quinine* n'ont pas besoin d'être rappelés à l'attention du médecin. Je dirai seulement que j'ai vu des douleurs intermittentes et des accès de fièvre qui, après avoir résisté à leur action, y ont cédé au déclin de la maladie. Il peut donc être utile de revenir sur leur emploi. Remarquons encore que des douleurs continues peuvent devenir intermittentes, et qu'il ne faut pas laisser échapper la plus prochaine occasion d'en débarrasser les malades.

4° Je crois et j'ai toujours trouvé les saignées générales utiles pour détruire les congestions au cerveau et à la poitrine, et rétablir l'équilibre entre le système sanguin et l'innervation affaiblie. Les saignées locales (sangsues à l'anus ou sur l'abdomen) m'ont souvent paru produire de très-prompts et de très-salutaires effets par leur action dérivative et déplétive. Mais il ne faut pas pousser trop loin ces évacuations, de peur d'enlever au malade les ressources dont il aura besoin dans le cours d'une affection qui, quoi qu'on en ait dit et quoi qu'on fasse, ne saurait être de beaucoup abrégée. Comme la convalescence est une véritable palingénésie organique où l'on voit la vie prendre un nouvel essor, on est quelquefois alors obligé de revenir à la saignée pour combattre un état pléthorique et des congestions dangereuses. D'un autre côté, j'ai vu souvent la guérison retardée par des vomissements et de l'inappétence; quelques cuillerées de café à l'eau, prises par intervalles dans la journée, aussi bien avant qu'après le repas, m'ont paru très-propres à écarter ces fâcheuses complications.

5° Qui n'a été frappé de la fétidité des sécrétions dans la fièvre typhoïde? Il est de toute nécessité d'écarter et de neutraliser ces foyers d'infection en combattant la constipation par des lavements et même des potions purgatives, des quarts de lavement chlorurés; des gargarismes de même nature, et de plus aromatisés, sont encore indiqués ici. La méthode purgative, restreinte à de justes limites, a plus d'un avantage; elle rétablit les sécrétions et les contractions intestinales; elle peut réveiller des sympathies dans toute l'étendue de l'organisme, en vertu de la corrélation qui existe entre les surfaces de rapport et les centres nerveux, et, pour toutes ces raisons, elle est moins empirique qu'elle ne le paraît.

6° Ai-je besoin de dire qu'il ne faut jamais trop insister sur l'emploi des opiacés, et qu'il vaut mieux patienter quand les douleurs ne cèdent pas, sauf à y revenir quand le mal sera plus traitable? Faut-il rappeler l'utilité des vésicatoires à la nuque dans les violentes céphalalgies, à la poitrine dans les douleurs pleurétiques, etc.? Insisterai-je sur la nécessité du cathétérisme dans les cas de rétention d'urine? Il me suffira de dire que dans ces sortes de maladies il est impossible de prévoir toutes les combinaisons de symptômes et tous les accidents qui peuvent se présenter, et, partant, de préciser toutes les indications.

XX. J'ai cherché à méditer et à approfondir la nature des affections ataxo-adynamiques, dans le but d'arriver à une méthode curative rationnelle et efficace. Quant aux détails du traitement, chacun le sait, il est impossible de tout formuler; il est des choses qui ne relèvent que de la sagacité du praticien, et ce sont ces *à-propos* bien saisis qui souvent, à science égale, mettent tant de différence entre les médecins sous le rapport clinique.

TRAITEMENT A L'AIDE DE L'HOMŒOPATHIE.

A la suite des propositions qui résument mes idées sur les maladies qui nous occupent, j'ai reproduit les règles de thérapeutique rationnelle qui me paraissent en découler; car, aujourd'hui encore, je suis persuadé qu'il importe de ne pas les perdre de vue. Ma conviction à cet égard est telle, qu'en énumérant avec leurs indications les médicaments homœopathiques dont j'ai tant à me louer, je ne croirai point amoindrir leur limite si je comble, chemin faisant, quelques importantes lacunes allopathiques que j'avais laissées. C'est surtout dans les fièvres ataxo-adynamiques qu'aucune des ressources de l'art n'est à dédaigner.

Du jour où j'eus foi dans Hahnemann, je ne négligeai aucun des documents que je rencontrai dans les livres écrits au point de vue de sa doctrine, et, entre autres bonnes fortunes, je recueillis avec empressement, dans l'*Histoire de l'homœopathie* du docteur Auguste Rapou, la pratique de Bartle de Laybach pour la fièvre typhoïde. Elle a été mon guide au lit du malade, elle formera encore le fond de l'exposé qui va suivre.

Les substances que j'ai employées sont :

Aconitum arnica, belladona, bryonia, calcarea carbonica,

cannabis sativa, carbo vegetabilis, chamomilla, china, dulcamara, ipecacuanha, hepar sulfuris, metallum album, mercurius vivus, nux vomica, opium, phosphori acidum, phosphorus, pulsatilla, rhus toxicodendron, stramonium, sulphur et veratrum album.

Sans m'astreindre à aucun ordre de périodes, j'ai administré, suivant les groupes de symptômes auxquels ils correspondent, ces vingt-trois médicaments aux dilutions moyennes, à l'exception de l'*opium*, pour lequel j'ai eu recours souvent à la 2ᵉ ou même à la 1ʳᵉ atténuation. Du reste, je me suis conformé aux règles prescrites quant au nombre des globules et aux intervalles à laisser entre les cuillerées, suivant les âges et le degré d'acuité des symptômes.

Aconitum convient presque toujours au début et toutes les fois qu'il y a surexcitation du système circulatoire, inflammation, toux avec point de côté, congestion et tendance hémorragique.

Arnica. Quand il y a chaleur à la tête, avec frissons au reste du corps, état bilieux avec sentiment de courbature générale, hématémèse ou flux de sang, ou seulement selles noires et poisseuses.

Remarque. Si l'hémorragie est considérable, il faut songer aux moyens directement astringents et aux opérations chirurgicales. Ainsi, pratiquer la saignée dans l'hémoptysie, recourir à une potion alumineuse contre l'hémorragie intestinale, arrêter les épistaxis par le tamponnement avec des bourdonnets de coton imbibés d'une solution concentrée de nitrate d'argent et liés à deux centimètres les uns des autres, à peu près comme les papillotes d'une queue de cerf-volant ; le même fil qui les unit permet de les retirer très-facilement au bout de quelques heures ; ce moyen m'a toujours réussi. L'idée en revient, je crois, à M. Bretonneau.

Belladona. Quand la fièvre est ardente, avec agitation, céphalalgie, insomnie et délire, hallucinations et rêvasseries (chez les adultes après *aconitum*), puis dans les cas de parotidite et surtout d'amygdalite ; quand il y a déglutition difficile même sans *angine* et *trismus*. L'érysipèle au visage et au tronc, la sueur au front et au visage, la carphologie et les ulcérations par suite du décubitus, réclament aussi la *belladone*.

Bryonia alba. Quand il y a céphalalgie battante, élançante, déchirante, mouvements douloureux des yeux, surdité, éruptions vésiculeuses aux lèvres, bouche amère, langue blanchâtre, tension et douleur crampoïde à l'épigastre, lassitude accablante, constipation, sueur visqueuse, douleurs dans les jointures, s'aggravant ou se renouvelant d ns les mouvements, toux avec élancements et points de côté, crachats indiqu nt la bronchite ou le premier degré de la pneumonie.

Calcarea carbonica. Chez les individus scrofuleux, à tissu cellulaire épais, quand il y a adynamie, diarrhée rebelle, état subinflammatoire de toutes les muqueuses, pétéchies, sueurs profuses, et quand *china, rhus* et *phosphori acidum* sont restés impuissants. Il faut alterner *calcarea carbonica* avec *belladona*, quand les engorgements des parotides persistent

Cannabis sativa s'emploie contre la rareté des urines, leur émission difficile, les cuissons au canal de l'urètre, les douleurs et les coliques hépatiques. Faute de ce médicament, je l'ai remplacé deux ou trois fois par un quart de lavement contenant une cuillerée d'huile de chènevis, la diarrhée n'existant pas.

Carbo vegetabilis. Quand il y a battements aux tempes, douleurs déchirantes dans les mâchoires, enrouement surtout le soir, refroidissement des pieds, teinte bleuâtre des ongles. Il convient dans la gangrène et les ulcérations du dos et du sacrum, ulcérations causées par le décubitus. Il est précieux après les hémorragies pour en prévenir le retour.

Chamomilla. S'il y a rougeur fébrile des joues dans l'après-midi, gonflement excessif des parotides, rougeur et sécheresse de la cavité buccale, langue fendillée, soif vive d'eau fraîche, urines avec dépôt floconneux, raucité bronchique de la voix, toux, oppression, brûlement dans la poitrine, soupirs et gémissements, irritation nerveuse. Il est adapté au tempérament des femmes et des enfants.

China. S'il existe une fièvre lente avec une faiblesse du pouls que semble contredire parfois la violence des battements du cœur. Trouble et faiblesse de la vue et de l'ouïe, sécheresse et mauvais goût de la bouche, soif, nausées, ballonnemen. considérable du ventre, avec sensibilité à la pression vers l'épigastre, lientérie, ra eté des urines, adynamie avec douleurs élançantes dans les membres, froid aux pieds et aux mains, diarrhée persistante au moment de la convalescence.

Toutes les fois qu'il y a des accès intermittents caractéristiques de *china*, on doit se hâter d'y recourir; il en faut dire autant des autres fébrifuges, tels que *nux vomica, natrum muriaticum, metallum album, carbo vegetabilis*, etc.

Quant aux accès pernicieux, il faut les arrêter à tout prix avec le sulfate de quinine en nature, à la dose de vingt-cinq, cinquante ou soixante-quinze centigrammes, suivant l'âge; ce qui n'empêche pas de modérer, pendant le cours de l'accès, les symptômes qu'il présente par les médicaments qui leur correspondent.

Dulcamara. Quand la maladie a été précédée de refroidissement, quand le malade a souvent des frissons, des douleurs à la région du nombril, des borborygmes, des tranchées avec torsion dans l'abdomen, elle amène une sueur générale et la fièvre tombe.

Ipeca répond à l'état gastrique cholériforme, surtout s'il y a sentiment d'une barre à l'estomac, déjections verdâtres. Il répond encore aux quintes de toux diurne qui persisteraient pendant la convalescence.

Hepar sulfuris aux mêmes symptômes que *calcarea carbonica*, si ce dernier a été insuffisant, à la toux avec sensation d'une plaie dans la trachée, aux furoncles volumineux.

Mercurius vivus. Chez les malades d'une constitution lymphatique et nerveuse, délicate et affaiblie, à mine pâle, jaunâtre, à langue chargée d'un enduit épais, se plaignant d'un goût fade et putride de la bouche, d'une sensibilité douloureuse de l'estomac, même de la peau de l'abdomen. Il convient quand il y a des selles copieuses, floconneuses, quelque peu sanguinolentes. *Mercurius corrosivus* lui serait préférable s'il y avait en même temps coliques et ténesme. *Mercurius vivus* est un médicament très-important qui, donné dans les premiers jours, quand il y a des symptômes intestinaux, peut prévenir les ulcérations.

Metallum album est le médicament des dernières périodes ; il convient lorsque l'économie est épuisée, soit antérieurement à la maladie, soit par la maladie elle-même, quand il y a des crampes aux extrémités inférieures surtout, des douleurs brûlantes, le *facies hippocratica*, une faiblesse extrême, soif inextinguible, selles copieuses, liquides, fétides, sécheresse brûlante de la peau, dents fuligineuses, douleur à la région iliaque droite. On doit encore y recourir en l'alternant avec *china*, quand les excoriations causées par le décubitus tendent à la gangrène et qu'il y a débilité extrême.

Nux vomica. Symptômes bilieux ou gastriques avec céphalalgie susorbitaire, constipation avec besoin d'aller à la selle, *trismus*, crampes intestinales surtout vers l'ombilic, congestions à la poitrine et à la tête.

Opium. Coma, sommeil avec tremblement des membres, regard fixe, pouls plein mais lent et dépressible, léger marmottement, carphologie, constipation, peau rugueuse, langue sèche, selles fétides et involontaires, aussi dans la fièvre nerveuse proprement dite sans autres symptômes bien marqués.

Phosphori acidum. Prostration avec demi-perte de connaissance, altération scorbutique de la bouche, extrême lenteur dans les réponses, diarrhée aqueuse colliquative, pétéchies nombreuses, sueurs profuses ; il s'adresse dans ces cas aux constitutions lymphatiques et délicates. (Voir *Rhus toxicodendron.*)

Phosphorus. Froid général, à la tête surtout, avec douleurs battantes puis dans le cas de complication de pneumonie au deuxième degré, avec hépatisation, expectoration sanieuse et fétide ; il faut le faire précéder de quelques doses d'*aconit* s'il y a point de côté et fièvre ardente.

Pulsatilla. Au début, chez les sujets à constitution lymphatique, flasque, dont la bouche est mauvaise, la langue blanche, qui éprouvent des nausées, des vomissements de mucosités, des selles muqueuses, qui sont tourmentés par des bouffées de chaleur incommodes, les forçant à s'agiter et même à se découvrir. Elle convient encore quand il y a adypsie, anorexie, humeur chagrine, des épistaxis, difficulté ou impossibilité d'uriner. Il est plus que jamais important dans ces maladies de ne point laisser séjourner l'urine dans la vessie et de ne point différer le cathétérisme, s'il est nécessaire.

Rhus toxicodendron. Embarras dans la tête, élancements dans le cerveau, tension et roideur de la nuque, douleurs erratiques dans les reins, agitation des membres inférieurs surtout, vertiges avec occlusion des paupières, coloration alternative de la face, boutons enflammés et érysipèle au visage et au cuir chevelu, sécheresse de la gorge, vomissement des ingesta, bâillements, carphologie, impressionnabilité par le bruit et la lumière, somnolence, mémoire affaiblie, lèvre inférieure et langue noirâtres.

Le *sumac* est peut-être le meilleur médicament pour arrêter la diarrhée due à la débilité et pour relever les forces. On se trouve bien de l'alterner avec l'acide phosphorique dans les circonstances où ce dernier est indiqué ; dans le typhus cérébral, avec l'*aconit*, la *belladone*, la *bryone*, l'*opium*, suivant les symptômes ; dans le typhus pulmonaire, avec la *bryone* et l'*arsenic;* dans le typhus abdominal, avec l'une ou l'autre de ces deux substances, suivant les indications. Il est encore indiqué quand aux accidents ci-dessus énoncés se joignent des épistaxis. D'après le docteur Jahr, le *sumac* et la *bryone* représenteraient la prophylaxie des maladies typhoïdes.

Stramonium peut être administré quand il y a aberration mentale, amnésie, quand le visage et le regard sont animés, quand il y a loquacité et grande agitation des membres.

Sulphur. Mine pâle, yeux ternes ou enflammés, selles aqueuses nocturnes, toux sèche plus marquée le soir et la nuit, élancements dans la poitrine et encore chaleur sèche à la peau avec pouls tranquille, éruption démangeante aux lèvres, le malade se tourmente à les déchirer, insomnie. Le *soufre* convient aussi quand à ces symptômes se joignent des épistaxis ; alterné avec le *quinquina*, il active, dans les furoncles ouverts et sur les excoriations, la formation des bourgeons charnus.

Veratrum album. Est très-précieux lorsqu'il y a vomissements augmenté par les boissons, froid glacial des membres avec sueurs froides, vertiges et tremblements, ventre extrêmement tendu, pétéchies, selles et mictions involontaires.

Je termine ici ma tâche. Ai-je prévu toutes les indications? Je ne le crois pas, et quoique je n'aie fait qu'analyser les médicaments dont j'ai eu besoin, je crains encore d'avoir été trop long.

Plusieurs médecins, en Allemagne surtout, invoquent encore le secours des moyens hydrothérapiques qui sont de nature à seconder l'homœopathie. Le mode d'emploi de cette médication est généralement connu. Jamais je n'ai été obligé d'y recourir autrement qu'en donnant des boissons froides par petites gorgées, encore faut-il s'en montrer très-avare dès que la diarrhée se manifeste. Je me plais à le proclamer. j'ai toujours trouvé les globules hahnemanniens d'une merveilleuse efficacité dans les maladies typhoïdes (1) ; et cette fidélité de la na-

(1) Quoi! me dira-t-on, jamais ils n'ont été en défaut! Il m'est arrivé de manquer quelquefois mon but ; mais n'était-ce pas ma faute autant que celle du médicament? J'ai dit aussi qu'il est des circonstances urgentes où l'on doit recourir à quelques ressources énergiques et promptes de la médecine officielle et même de la chirurgie. Mais un fait qui tranche la question, et que j'affirme sur l'honneur, c'est que jamais je n'ai eu de succès aussi constants, de convalescences aussi douces et aussi promptes, jamais moins de rechutes que depuis que je connais un peu et que je puis employer les ressources de l'homœopathie.

Puisque j'ai dit un mot de l'hydrothérapie, voici quelques-uns de ses procédés. On emploie :

Contre le météorisme abdominal, des compresses mouillées, fortement exprimées. que l'on recouvre d'un linge sec ou plutôt d'une toile cirée, ou mieux encore d'un taffetas ciré. On les renouvelle dès qu'elles sont sèches. Le froid condense le gaz et soustrait le calorique, effet et cause de l'inflammation.

Contre les fortes congestions à la tête et les céphalalgies, des compresses également mouillées et exprimées, fréquemment renouvelées comme il a été prescrit (§ XIX, 2°); elles conviennent surtout s'il y a grande sécheresse et grande chaleur à la peau.

Contre la constipation, des demi-lavements d'eau tiède d'abord, puis froide, matin et soir.

Contre la chaleur aride de la peau, des frictions avec une éponge imbibée d'eau tiède d'abord, puis froide, suivies de frictions sèches avec un linge ou mieux avec la main, suivant Priesnitz : *La vie appelle la vie*, disait-il. Si les frictions ne suffisent pas et qu'on ait recours aux affusions et au drap mouillé, il faudra également commencer par employer l'eau tiède avant l'eau froide, puis avoir soin, dans l'emmaillottement, de ne pas dépasser les malléoles des pieds, de recouvrir ces derniers de linges secs, tandis que des compresses d'eau froide seront maintenues autour de la tête; mais ces dernières manœuvres doivent être regardées comme une ressource extrême et n'être confiées qu'à des personnes très-prudentes et très-intelligentes.

(Ces renseignements hydrothérapiques sont empruntés encore à l'excellente *Histoire de l'homœopathie* du docteur Auguste Rapou.)

ture à obéir, à leur douce sollicitation, cette confirmation si constante de la vérité du principe *similia similibus curantur*, en vertu duquel l'organisme réagit, a semé dans mon esprit les germes impérissables de cette admiration mêlée d'enthousiasme à laquelle ont droit les auteurs de toutes les grandes découvertes.

DOCTEUR ALEX. DELAINE.

PARIS. — IMP. SIMON RAÇON ET COMP., 1, RUE D'ERFURTH.

9 782016 196991